AF455819

NOTICE

SUR LES

EAUX MINÉRALES

ET SUR

L'ÉTABLISSEMENT THERMAL

DU

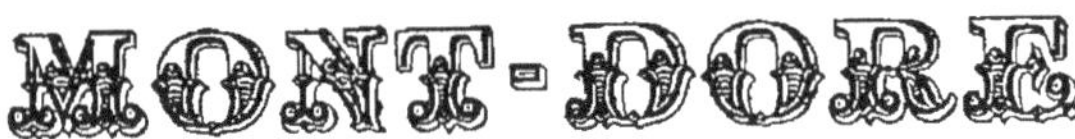

(PUY-DE-DOME).

Inspecteurs : MM. Bertrand.
Concessionnaire : E. Brosson.

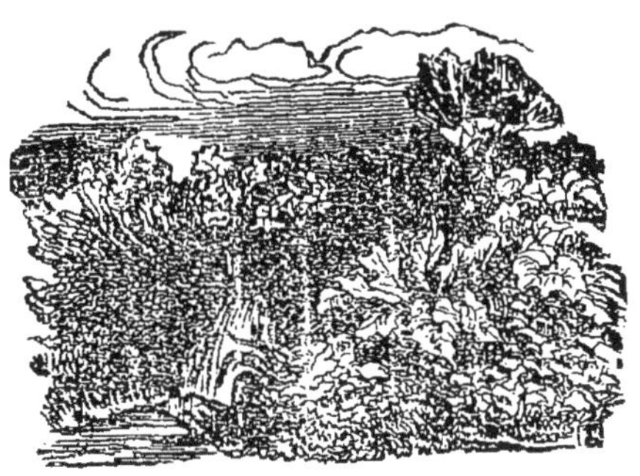

CLERMONT-FERRAND,
TYPOGRAPHIE DE PAUL HUBLER.

1857.

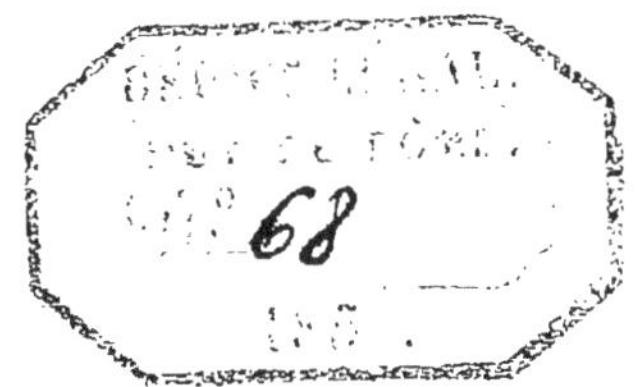

NOTICE

SUR

LES EAUX MINÉRALES

DU

MONT-DORE.

Au centre de la France est une province belle, pittoresque et féconde entre toutes. Longtemps mal appréciée et méconnue, l'Auvergne était cependant, à tous égards, digne d'intérêt. Toutefois, depuis la fin du dix-huitième siècle, les sciences modernes, en particulier la géologie, ont fait des efforts heureux pour soulever ce voile pesant de l'oubli. De nos jours, l'industrie vient à son tour avec son esprit d'entreprise, ses vastes usines, ses rail-ways qui, pareils aux grands fleuves, vont partout répandre le mouvement et la richesse. Grâce à ces bienfaisantes influences, l'obscurité cesse, la vie s'éveille et se multiplie. Et quelle terre pourrait-elle désirer plus généreuse et plus inépuisable que notre belle Limagne? Quelle contrée offrirait au savant et au simple curieux de plus délicicieux paysages, des sites plus variés, d'un plus chaud coloris, des sujets d'études plus attachantes, de méditations plus profondes? Regardez : voici Clermont, la ville actuelle, pour qui se lève un brillant avenir. Tout auprès, sur cette montagne dont le vaste plateau est maintenant désert, reposent les restes de Gergovia, Gergovia la place de guerre, le boulevard de cette vieille province gauloise aux énergiques instincts d'indépendance. Par leur mâle valeur, par leur admirable résistance, les Arvernes balancent un moment la fortune de Rome. Que leur cri de guerre et de patriotisme réveille quelques généreux échos chez les nations voisines, et César et ses légions disparaissent, dévorés par cette terre de liberté. Mais non, Rome l'emporte une fois encore. Après des efforts désespérés, Vercingétorix et ses nobles compagnons succombent. L'Auvergne subit le joug, Gergovia est détruite, et à cette heure ses ruines dorment sous l'herbe et la ronce, de loin en loin seulement réveillées par l'archéologue venu pour leur demander un souvenir des grandes luttes d'autrefois. A la base des coteaux où fut Gergovia, où Clermont grandit et prospère, s'étend la plantureuse Limagne. Jadis complètement occupée par les eaux, elle répétait, comme un immense miroir, l'image des monts qui forment son enceinte. Les anciennes digues sont tombées, les flots disparus. Aujourd'hui de riches moissons, de vastes vignobles, des villes populeuses, de nombreux villages à la physionomie italienne avec leurs toitures rouges, leurs murs éclatants de blancheur, se disputent l'espace abandonné par les eaux. De loin en loin, sur la plaine ondulée, se dresse une masse volcanique, une roche aux flancs noirs et déchirés. Presque toujours son sommet porte des ruines dont les dentelures se profilent vivement sur le ciel. C'était le château féodal. Jadis il fut pour la contrée bien moins une protection qu'une menace. Maintenant, à ses débris épars sur le sol le villageois emprunte la pierre du rustique mais libre asile sous lequel, après ses rudes labeurs, il va reposer en sûreté. A l'est et à l'ouest de la Limagne se prolongent, à perte de vue, deux grandes chaînes montagneuses; celle de l'ouest surtout, formée par les *puys de*

Dôme, appelle et fixe le regard. Voyez ces cônes immenses, aux pentes déchirées par de longues écorchures toutes chargées de scories charbonnées ou rougeâtres. Ne semblent-ils pas incandescents encore d'un vaste embrasement?... Dans leurs profonds cratères, parmi les bouleversements entassés par leurs convulsions, ***Montlosier***, ***Léopold de Buch***, les premiers, ont cherché et surpris les secrets de la nature. De ce chaos, de ce désordre apparent l'observation a fait jaillir la lumière. Étudiés et bien compris, les volcans d'Auvergne l'ont nettement démontré : l'eau n'est pas, comme l'enseignaient Werner et son école, l'unique modificateur du globe. Dans ce travail, un rôle puissant appartient au feu. Cette grande vérité naturelle, ce principe si fécond pour la science, le berceau en est aux lieux mêmes où, par une expérience demeurée célèbre, fut démontrée la pesanteur de l'air, au pied de ce puy de Dôme sur le front duquel semblent resplendir encore comme une lumineuse étoile le nom et le génie de Pascal.

Parmi les richesses naturelles de l'Auvergne, les eaux minérales tiennent une large place. Nulle part on ne les rencontre plus nombreuses. Entre ce fait géologique et la nature volcanique du sol, il y a, ce semble, un lien étroit et direct. Volume, température, différences de minéralisation, activité, rien ici ne fait défaut. Viennent donc les circonstances favorables, et la prospérité de ces sources est assurée. Déjà quelques-unes ont pris un rang dont l'avenir ne les fera point déchoir. A leur tête se place le ***Mont-Dore***, objet particulier de cette Notice.

Le ***Mont-Dore*** est situé dans une solitaire vallée aux formes imposantes et fièrement dessinées. De hautes montagnes ferment et dominent son enceinte. Directement au sud, et le plus élevé, se détache le ***pic de Sancy***, ou ***Mont-Dore*** proprement dit. Il atteint **1889** mètres. La vallée s'étend sur une longueur de 5 à 6 kilomètres du sud au nord : nulle part sa plus grande largeur n'excède 6 à 800 mètres. Descendue des hautes pentes du sud où se cache son humble berceau, la *Dordogne*, bien loin encore des magnificences qui l'attendent plus tard, sillonne dans toute sa longueur la vallée qu'elle a contribué à creuser. Cette région est exclusivement pastorale. De fraîches prairies occupent la plaine. Sur les versants, des pâturages, des forêts de hêtres et de sapins se partagent l'étendue que de nombreux troupeaux parcourent en liberté durant la belle saison.

Les sources thermales naissent dans la vallée, vers le milieu de sa longueur environ. Elles sortent par filets différents de volume, mais rapprochés et nombreux, qui jaillissent comme avec effort et sous une certaine pression parmi les fissures des prismes trachytiques sur lesquels repose la haute et longue montagne de l'*Angle*. En 1817, le Mont-Dore était encore un pauvre hameau composé de quelques chétives cabanes au toit de chaume. C'est aujourd'hui un joli bourg tout neuf, sérieusement occupé de devenir une petite ville. La métamorphose est complète : la chenille se fait papillon. Cette transformation, où faut-il en chercher le secret ? Les eaux d'abord ; leur efficacité sérieuse, incontestable ; puis, la volonté ferme, le travail incessant et dévoué du docteur Bertrand père ; puis enfin, le puissant concours de hauts patronages et les finances du département et de l'Etat : voilà ce qui a fait le bien. L'impulsion est donnée à cette heure, l'enfant grandit ; encore un peu de temps, et il sera assez fort pour défendre sa place au soleil.

Il y a bien peu d'années, 40 à 50 heures d'un pénible trajet séparaient Clermont et Paris. Actuellement, par la voie de fer, une journée suffit. On déjeûne à Paris, on dîne en Auvergne. Le lendemain, des voitures nombreuses s'offrent au voyageur pour le transporter au Mont-Dore. La distance est de 53 kilomètres par la route impériale; de 43 seulement par le chemin de moyenne vicinalité qui traverse les montagnes. Convaincue des avantages de toute nature d'un rapprochement opéré entre Clermont et le Mont-Dore, l'administration départementale s'occupe dès à présent d'une route nouvelle qui permettra d'arriver aux eaux en quatre heures au plus, en traversant les régions montagneuses les plus pittoresques. Une fois établi, et dans toutes les bonnes conditions désirables, le nouveau service des messageries sera pour les eaux d'un avantage inappréciable (1).

Le Mont-Dore possède sept sources minérales : six d'entre elles sont thermales; la septième est froide.

	Temp.	Litres.
Bain de César..............	45	59,040
Fontaine Caroline............	45	61,920
Bain Ramond...............	42	18,720
Bain Rigny.................	42	17,280
Magdeleine.................	45,5	144,000
Sainte-Marguerite...........	12	28,800
Grand-Bain ou Bain Saint-Jean	38	54,720
	Total.........	384,480

On nomme *Grand-Bain* la masse d'eau thermale formée par la réunion d'un grand nombre de filets échappés entre les prismes trachytiques avec un volume variable et une température proportionnelle à ce volume. Les plus puis-

(1) Les bureaux des Messageries du Mont-Dore se trouvent chez M. Gorsse, maître de poste, place de Jaude, à Clermont-Ferrand.

sants élèvent le thermomètre à 50. La chaleur se réduit à 20 pour les plus maigres. Tous, réunis et confondus, donnent une température moyenne de 42,50 à 43 c., et ils approvisionnent les bains et les douches dits *du Pavillon*. En somme donc, le volume total des eaux est d'environ 400 mètres cubes par 24 heures, et leur température élevée est déjà une présomption en faveur de leur efficacité.

Les analyses faites à différentes époques par M. Berthier (1822), par M. Bertrand, inspecteur du Mont-Dore (1823), et plus tard par M. Longchamp, signalaient dans les eaux du Mont-Dore les substances suivantes et leurs quantités relatives :

Acide carbonique libre,
Carbonate de soude,
Sulfate de soude,
Chlorure de sodium,
Carbonate de chaux,
Carbonate de magnésie,
Silice,
Alumine,
Oxyde de fer.

Ni la nature, ni surtout les proportions des principes jusqu'alors indiqués dans ces eaux, ne pouvaient convenablement en expliquer la remarquable énergie.

En 1850, l'inspecteur adjoint, M. Bertrand fils, à la fois médecin et chimiste des plus distingués, reconnut pour la première fois la présence de l'arsenic. Le fait fut consigné dans un rapport à l'Académie de médecine. M. Thénard, un des noms les plus autorisés dans la science, venait en 1853, faire, pour cause de santé, une saison au Mont-Dore. Au mois de juin 1854 (1), ce savant publiait ses observa-

(1) Comptes rendus de l'Académie des sciences, juin 1854, n° 23.

tions sur les eaux. Dans son opinion, l'arsenic s'y trouve à l'état d'arséniate soluble de soude, à la dose d'*un milligramme* par litre.

M. Thénard ne doute pas que le sel arsénical ne communique à ces eaux une puissante action sur l'économie. Si l'on veut se rappeler les énergiques effets des composés arsénicaux solubles sur tous les êtres organisés; si, d'autre part, l'on considère les avantages positifs de l'arsenic dans les fièvres périodiques rebelles, les succès qu'un certain nombre de praticiens lui attribuent contre les maladies de l'appareil respiratoire, on ne pourra se refuser à reconnaître ce que l'opinion de l'illustre chimiste a de fondé. Rapprochons donc ces différentes données :

1° L'arsenic est un modificateur énergique;

2° Certaines sources minérales contiennent de l'arsenic en proportions variables;

3° Quelques-unes de ces eaux exercent une action spéciale et reconnue, ici contre les fièvres périodiques rebelles, ailleurs sur les affections pulmonaires. Entre la composition chimique et l'effet médicamenteux, n'y a-t-il pas corrélation étroite et directe? Si la vérité n'est pas là tout entière, du moins, est-il permis de le penser, on en tient une partie. Ainsi se justifie et s'explique l'opinion tant de fois émise par les médecins d'eaux thermales, et sur l'efficacité de leurs sources, et sur l'infidélité des eaux *artificielles* qui ont la prétention de les imiter. Que penser à cette heure de tous ces portraits?... Certes, c'est de la haute fantaisie, on peut le dire. Et, par exemple, au nombre des couleurs magistralement broyées sur sa palette, lequel de ces peintres s'était avisé de faire figurer l'arsenic? *Ab uno disce omnes.* Mais qu'importe? Tant de gens ont leur siége tout fait et n'y souffrent pas volontiers de dérangement. A bien des esprits le doute, ce *doux oreiller* de Montaigne, offre un attrait irrésistible. L'incrédulité d'ailleurs est un rôle si facile. Chercher est pénible; regarder attentivement fatigue les yeux. *Oculos habent et non videbunt.* Mais à l'esprit sérieux et réfléchi l'étude enseigne la foi.

Nous ne discuterons point la question si longtemps débattue de l'efficacité des eaux minérales. C'est à présent cause gagnée. Le temps, l'expérience, ces deux arbitres suprêmes, ont prononcé. La plupart des médecins, les plus haut placés comme les plus modestes, conseillent chaque année ce moyen à leurs clients. Pourquoi les prescrire, à quoi bon les imiter si on les jugeait inutiles? Il n'y a donc plus dès à présent, place pour un débat sérieux à ce sujet. Et en vérité, s'il est quelque chose dont on doive s'étonner, c'est la longueur même du procès. Voici un liquide pénétré de chaleur : première cause d'action sur l'économie. En outre ce liquide contient, et souvent en proportions notables, des substances agissantes. Ces matières, que le pharmacien les dissolve de sa main dans une potion, vous en reconnaissez l'action, vous en réglez avec soin la dose et le mode d'emploi. Dissoutes dans une eau minérale, elles perdent soudainement toute valeur! Actif et prisé quand il sort de l'officine, le remède devient tout-à-coup inerte et nul entre les mains de la nature! Singulière et inconcevable fatalité.

Comme toutes les eaux minérales, celles du Mont-Dore sont employées sous différentes formes : boisson, bains, demi-bains, douches liquides, pédiluves. L'emploi de la vapeur en bains, douches et inhalations, a surtout reçu au Mont-Dore un développement et des applications qu'on ne trouve guère ailleurs. Ces divers moyens peuvent rendre d'importants services. Tout est dans l'opportunité de leur emploi.

Considérées comme modificateurs de l'économie, les eaux minérales présentent deux modes d'action distincts :

1° Action générale commune à toutes, l'excitation;

2° Action spéciale.

Toutes les eaux minérales sont excitantes, toutes sans exception, et celles du Mont-Dore en particulier, possèdent ce caractère énergiquement accusé. Seulement, et toutes choses égales d'ailleurs, la stimulation produite varie avec la nature et les proportions des principes minéralisateurs. L'excitation porte à la fois au dedans et au dehors. A l'intérieur, elle devient résolutive; au dehors, elle agit par révulsion. Sous l'ébranlement général imprimé aux organes, les synergies s'éveillent, la réaction commence. La peau entre à son tour en mouvement. Elle prend sa part du travail qui remue tout l'organisme, et la tâche par elle accomplie allège d'autant les viscères profonds; car il y a solidarité entre tous. L'économie est un ensemble où tout s'enchaîne, où, par un lien étroit, tout tient à tout. Tant que la pondération est parfaite, la machine fonctionne avec régularité. Mais un rouage est-il entravé ou altéré, à l'instant le travail qu'il ne fait plus, les autres sont obligés de l'accomplir, tant bien que mal, et chacun d'eux selon son pouvoir. De là gêne, trouble dans les fonctions physiologiques, souffrance générale que chaque organe manifeste à sa façon. Ces conditions sont notablement modifiées sous le coup de la double stimulation interne et externe déterminée par les eaux, et chaque jour répétée et augmentée. Chaque jour aussi ses effets grandissent; ils réclament la surveillance attentive du médecin. Souvent on les voit arriver à tel point qu'il devient prudent, ou même indispensable, de suspendre pour quelques jours le traitement. L'appétit s'éveille et devient impérieux. Malgré des nuits habituellement agitées, peu à peu les forces renaissent. Les malades semblent trouver dans un sentiment général de mieux être une sorte d'instinct du bien qui s'opère. Le sang, la chaleur reparaissent peu à peu à la peau dont les fonctions se raniment. Elle dépouille cet aspect terne et terreux, cette apparence flétrie, mince et parcheminée, cachet des maladies de long cours. L'appel fait au dehors combat, affaiblit, dissipe insensiblement les congestions profondes. C'est, en quelque sorte, un vaste vésicatoire, peu actif sur chaque point pris isolé, mais puissant néanmoins à raison de son étendue et de sa continuité d'action. Tel est aussi, et à part bien entendu ce qui peut revenir à leur influence *spéciale*, tel est le genre d'action par lequel les eaux peuvent, quoique bien plus rarement, aider la nature à réparer certaines altérations des tissus, pourvu toutefois qu'elles ne soient pas trop avancées.

La propriété excitante des eaux minérales est la seule dont nous puissions nettement nous rendre compte. Elles en possèdent une autre toute spéciale, ignorée dans son mode, calculable et appréciable par ses effets seulement. Cette action, au surplus, se rattache nécessairement elle-même à la composition des eaux, au nombre, à la nature et aux proportions des principes dissous. Tantôt elle vient d'éléments bien connus et dominants, comme à Vichy et aux Pyrénées. Tantôt sa cause reste plus ou moins complètement voilée. Alors le temps et l'expérience peuvent seuls nous dire la valeur des sources et les circonstances où il convient d'en user.

On a souvent reproché aux eaux du Mont-Dore leur *trop de force*. Ce reproche n'est pas raisonné. Qui dit force dit mouvement, et le mouvement c'est la vie. Les eaux ne guérissent qu'autant qu'elles sont fortes, c'est-à-dire actives. Faibles, à qui donc et à quoi seraient-elles bonnes? Quel effet positif sort en pareil cas de l'inertie?... Cette force, des mains expérimentées la modèrent, la disciplinent et l'utilisent. On ne vient aux eaux que pour des affections anciennes déjà, des maladies de long cours contre lesquelles la nature a épuisé ses ressources. Vaincue et maintenant impuissante, elle ne peut plus se relever seule et sans aide. Cet indispensable secours, les eaux viennent le lui donner quand leur intervention est opportune et bien dirigée. Mais on ne saurait trop le répéter, ici la question n'est pas uniquement de frapper fort, il faut surtout frapper juste.

Les eaux du Mont-Dore sont donc énergiques; ce n'est point leur tort, c'est leur mérite. L'expérience démontre chaque année leur utilité contre un certain nombre de maladies. En voici l'indication sommaire. Nous empruntons cette liste aux ouvrages de MM. Bertrand. C'est à leur profond savoir, à leur longue et consciencieuse expérience, à leurs bienveillantes communications, que nous sommes redevables des documents consignés dans cette Notice.

Catarrhe pulmonaire chronique;

Asthme catarrhal ou nerveux;

Pneumonie chronique, sans fièvre;

Phthisie pulmonaire commençante;

Laryngite et pharyngite chroniques, avec altération ou perte de la voix;

Rhumatisme chronique portant sur divers tissus, ou sur les articulations;

Sciatique;

Chlorose;

Métrite chronique, leucorrhée;

Gastrite et entérite chroniques, surtout quand il y a un principe rhumatismal;

Luxation spontanée non effectuée;

Gonflements articulaires, suite d'entorses ou de dispositions lymphatiques;

Débilité générale avec tempérament lymphatique ou scrofuleux, surtout chez les enfants.

Ces eaux peuvent encore produire de bons effets contre les maladies survenues après la rétrocession d'un principe morbide, rhumatismal, dartreux, etc.

Cette nomenclature semblera longue, et cependant elle pourrait s'étendre encore. Qu'on ne le perde pas de vue en effet, indépendamment de leur action spéciale qui tient aux principes dissous et s'exerce plus particulièrement sur tel ou tel système d'organes, les eaux agissent encore d'une autre manière. Elles stimulent tout l'ensemble; elles augmentent la somme des forces vitales. Cette puissante ressource, on peut l'utiliser dans bien des cas différents; par exemple, toutes les fois qu'il y a intérêt à modifier les conditions actuelles de l'organisme par une vive secousse, par une perturbation générale, ou par une forte révulsion au dehors. Un fait bien des fois reproduit prouvera ce qu'on vient d'avancer. Le Mont-Dore n'a pas en général la réputation de réussir aux gens nerveux. C'est un des griefs qu'on lui reproche. Consultons l'expérience. Chaque saison, et depuis bien des années, le médecin qui dirige les eaux voit se rétablir par leur usage des hommes à la fibre irritable et grêle, des femmes aux nerfs inquiets et mobiles. L'organisation languissait affaiblie sous la pression de causes diverses. Les eaux la stimulent, la relèvent. Insensiblement le désordre se répare, les forces renaissent, et à mesure l'irritabilité nerveuse cède, diminue et s'éteint. La raison en est simple. Comme tous les autres appareils, et plus qu'eux tous, entravé par un trouble de longue durée, le système nerveux fonctionne mal. Faible, il est éminemment impressionnable, et il vibre sous le plus léger ébranlement. Or, cette excessive susceptibilité diminue peu à peu avec la faiblesse. La santé ramène partout l'équilibre. Dans des conditions analogues, et la clinique des eaux les rencontre fréquemment, ce ne sont pas les calmants mais les toniques qu'il faut invoquer. Alors fortifier, c'est calmer et guérir.

Parmi les maladies traitées le plus avantageusement au Mont-Dore, il faut ranger tout d'abord les affections diverses des voies aériennes. Telle est en effet la spécialité bien établie de ces eaux. Comme fréquence, le *catarrhe pulmonaire* ou *bronchite chronique* tient ici le premier rang. De nombreux malades, amenés par cette cause, retirent chaque année de bons résultats du traitement. Le rétablissement devient surtout probable lorsque la bronchite est simple, sans nulle complication, comme par exemple la prédisposition tuberculeuse ou l'emphysème pulmonaire. Les eaux réussissent également bien contre l'*asthme humide* ou *nerveux*. Les demi-bains chauds et courts, l'inhalation des vapeurs constituent dans ces cas la médication essentielle. Les succès de ce genre sont nombreux. Il y a bien moins à y compter si les accidents se compliquent d'un emphysème plus ou moins étendu du poumon. Parfois encore, il y a de l'amélioration, mais, il faut le reconnaître, incomplète souvent et passagère. Enfin, on ne peut espérer aucun résultat important si l'asthme se rattache à une lésion organique du cœur ou des gros vaisseaux. Loin d'être utile, le traitement pourrait même en ce cas devenir dangereux.

Avec le catarrhe pulmonaire et l'asthme, qui souvent le suit, la maladie la plus fréquemment traitée au Mont-Dore est la *phlegmasie chronique* des *amygdales*, du *pharynx* et du *larynx*. Ses causes, sa durée, son intensité, l'étendue qu'elle occupe, tous ces faits offrent des sujets d'observation bien divers. Les parties entreprises, arrière-gorge, trachée et grosses bronches, sont habituellement alors le siége d'un sentiment de gêne, d'aridité pénible, de chaleur, de picotements et parfois d'écorchure. La toux est muqueuse ou sèche, rare ou fréquente, sans rien de bien notable à cet égard. A l'examen, constamment on voit les tissus de l'arrière-gorge plus ou moins vivement colorés, sillonnés par des arborisations de petits vaisseaux injectés, flexueux, parfois comme variqueux, et laissant facilement suinter un peu de sang. La luette est souvent gonflée et traînante. Les amygdales, plus ou moins volumineuses, parfois ulcérées, gênent la déglutition, et rendent l'émission de la voix plus ou moins fatigante et douloureuse. Des mucosités de couleur, de consistance et de quantité variables se montrent sur les tissus malades. Enfin, la voix est plus on moins altérée, affaiblie, parfois complètement éteinte, surtout alors que l'affection a filtré dans le larynx.

Les maladies de ce genre atteignent surtout les hommes qui par leurs travaux habituels fatiguent le plus la voix : prédicateurs, avocats, négociants, artistes, etc. D'ordinaire elles ne présentent nulle gravité au point de vue de la santé générale. Seulement, leur ténacité désolante les rend souvent rebelles aux moyens les plus énergiques et les mieux dirigés. Or, la preuve est ici à côté de l'assertion, un certain nombre de ces malades sont chaque année guéris par les eaux du Mont-Dore. Avec la liberté de la voix, la plénitude de la santé, ils retrouvent l'exercice d'une profession auparavant compromise ou perdue. Les succès de ce genre vont croissant comme le nombre des malades venus pour des maux de cette nature.

Ici toutefois, une réserve est à faire. Au lieu d'être simple, sans nulle complication, tout à fait et exclusivement locale, la pharyngite ou la laryngo-pharyngite se lie parfois à une lésion jusqu'alors obscure du poumon. Cette condition n'est malheureusement point rare, et l'on comprend toute l'importance, toute la nécessité de s'éclairer le mieux possible à cet égard. D'une part, en effet, le mal est plus grave, les chances se présentent bien moins favorables. De l'autre, les moyens de traitement ne sont plus les mêmes. Et par exemple, les douches liquides sur la nuque et sur le dos produisent d'excellents effets contre l'irritation chronique simple de l'arrière-gorge ou du larynx. C'est un des moyens dont la pratique a le mieux établi l'utilité. Or, chez un individu atteint d'un commencement de congestion pulmonaire, des douches de ce genre, mal à propos employées contre le mal de gorge, pourraient déterminer de graves accidents du côté de la poitrine, par exemple, des hémoptysies.

Les eaux du Mont-Dore guérissent-elles la phthsie pulmonaire? A cette question, facile à poser, la réponse est moins facile et moins prompte. Une discussion sérieuse à ce sujet, les détails, les observations qu'il faudrait apporter à l'appui, tout cela dépasse de beaucoup le but et les proportions d'une Notice pareille à celle-ci. Qu'il nous suffise de résumer brièvement les faits qui semblent maintenant acquis.

« 1° La phthisie pulmonaire n'est pas, comme on l'a cru d'abord, dit M. P. Bertrand, comme peut-être quelques-uns le pensent encore, toujours et inévitablement mortelle. La guérison en est rare, mais non pas impossible. Des observations précises et suffisantes en déposent.

» 2° La cure de la phthsie est due à une réunion de conditions organiques dont la nature n'est malheureusement rien moins que bien connue. La guérison est tantôt spontanée, opérée par les seules forces de la vie ; tantôt on peut l'attribuer à la fois et à la nature et à la bonne influence d'une médication convenable et suffisamment prolongée.

» 3° Les eaux du Mont-Dore se sont montrées plus d'une fois et incontestablement utiles contre la phthsie commençante. Alors, sous leur influence, le mal s'arrête, puis recule, comme enrayé ou vaincu. Le succès n'est rien moins que certain ; qui songe à le nier? Il ne s'agit point ici d'une interprétation forcée ou mensongère des faits. Non : ce système ne compte, Dieu merci, à nos eaux ni tradition ni sectateurs. Le Mont-Dore est assez fort pour rester vrai. Cette voie lui paraît plus commode et plus sûre. La vérité porte en elle une force contre laquelle rien ne prévaut. Fille du temps, comme lui et avec lui, elle a raison de toutes les entraves. Prenons donc les faits tels qu'il sont, ou du moins tels que semble les constater une observation de bonne foi, et disons : Les eaux du Mont-Dore peuvent produire des effets positifs, salutaires, contre la phthisie pulmonaire, surtout dans sa première période.

» Mais, comme on sait, la tuberculisation n'est pas une affection exclusivement locale et bornée au poumon. Si l'appareil respiratoire est le théâtre le plus habituel de la manifestation tuberculeuse, la disposition qui la détermine est générale. C'est une lésion grave des fonctions physiologiques, lésion dont les causes et le point de départ sont également obscurs, et par conséquent difficiles à prévenir et à corriger. Alors qu'il paraissait arrêté ou détruit, en vertu de la fatale tendance qui lui est propre, le mal se reproduit. Plus d'un phthsique, rétabli d'une première, d'une seconde atteinte, succombe à la troisième. Les bonnes chances pour l'emploi des eaux diminuent évidemment d'autant plus que les progrès de la maladie sont plus avancés. Surtout, qu'on ne l'oublie point, car l'indication est essentielle, et, sagement observée, elle préviendrait bien des voyages pénibles et infructueux, bien des cruels mécomptes ; il n'y a plus rien à espérer des eaux quand les malades en sont à la troisième et dernière période caractérisée par l'émaciation, le dévoiement coliquatif, l'œdème commençant des malléoles, la fièvre habituelle ou fréquente, etc. Non-seulement alors les eaux ne sont plus indiquées, mais leur usage ne tarderait guère à empirer une situation déjà si gravement compromise.

» Un certain nombre de jeunes enfants arrivent chaque saison au Mont-Dore dans les conditions suivantes : tempérament lymphatique, souvent allié à une grande excitabilité nerveuse; peau blanche, fine, molle, disposée aux sueurs, çà et là sillonnée de veines bleues, conjonctive d'un blanc opalin; ganglions cervicaux engorgés; décoloration; langueur générale des fonctions; presque toujours grande disposition aux rhumes ou aux maux de gorge.

» Abandonné à lui-même, cet état pourrait être suivi de conséquences fâcheuses de plus d'un genre. On le voit rapidement et profondément modifié par les eaux employées en bains entiers et en douches à plein jet ou en arrosoir sur la colonne vertébrale. Peu de jours suffisent, en général, pour une amélioration notable. Le plus souvent, en effet, il n'y a pas encore de maladie caractérisée, point d'organe particulièrement entrepris; seulement, les fonctions semblent languir sous une vitalité insuffisante. L'excitation générale déterminée par le traitement, change bientôt la face des choses. L'appétit, souvent capricieux, devient vif et régulier; la peau se colore, les chairs se raffermissent, les forces, la santé reviennent à vue d'œil. Le résultat, tant il est prompt, semble tenir du prodige. Combien de fois ont été complètement rétablis par ce moyen des enfants amaigris, faibles, décolorés, déjà gravement atteints de coxalgie, sujets à de violents accès d'asthme ou bien en proie à des rhumes perpétuels, rhumes que rendaient plus inquiétants encore des traînées de petites glandes engorgées dans toute la longueur de la région cervicale. Les enfants sont incontestablement la classe de baigneurs auxquels les eaux réussissent le mieux et le plus vite; aussi le nombre en augmente-t-il chaque année au Mont-Dore. A cet âge, on a pour soi les vents et la marée : les ressources de la nature sont infinies; son but, sa destinée, c'est de vivre, et elle aide puissamment l'action du remède.

» Beaucoup de malades, et même quelques médecins, demandent encore si le Mont-Dore réussit contre le rhumatisme. La réponse est facile et précise. Toutes les eaux suffisamment chaudes et minéralisées sont utiles dans les affections de cé genre. Le Mont-Dore ne le cède ici à aucun autre établissement. Les cultivateurs du Puy-de-Dôme et ceux des départements voisins viennent en grand nombre chercher à nos eaux le soulagement de rhumatismes contractés dans les rudes labeurs de la vie des champs. Et pour le coup, il serait difficile de faire aux charmes du site ou aux plaisirs du voyage l'honneur des guérisons de ce genre. Paysan ou citadin, quel est l'heureux qu'un pareil miracle ait débarrassé de ses béquilles?... Les bains, mais surtout les douches de vapeur, méritent en ce cas, il faut bien l'avouer, un peu plus de confiance. Rhumatismes, névralgies, sont d'ordinaire heureusement modifiés par ce moyen. Souvent, vers les premiers jours, les douleurs se déplacent ou s'éveillent plus fortes. Parfois assez vif, cet orage est court. Bientôt le calme renaît, et l'amélioration obtenue est le plus ordinairement notable ou complète.

» Les eaux du Mont-Dore supportent le transport sans inconvénient. Bien bouchées et déposées dans un lieu frais, elles se conservent un an et même plus sans altération appréciable. La coloration noire du bouchon, l'odeur d'œufs couvés exhalée des bouteilles, indiquent le travail de décomposition. Les bouteilles ainsi altérées doivent être rejetées.

» Les eaux transportées sont recommandées surtout contre la bronchite et la laryngite chroniques. Leur utilité est prouvée, on peut le dire, par une expérience sérieuse, exempte de prévention. Sans nul doute, elles agissent moins qu'à la source ; mais l'action est positive encore. Toutes choses égales, il y a d'autant plus de chances de succès que déjà une saison a été faite aux eaux. Ce premier traitement modifie et prépare en quelque sorte l'économie.

» De tous les modes d'emploi des eaux, dit M. le docteur Bertrand, la vapeur est un des plus avantageux et des plus énergiques. Tel qu'il est administré au Mont-Dore, ce moyen détermine une vive stimulation de la peau. De proche en proche, cette excitation se propage bientôt à l'intérieur. Elle porte principalement sur toute la muqueuse bronchique. La vapeur, en effet, est respirée avec l'air. Entre le poumon et l'argent modificateur le contact est direct, immédiat, la surface d'action d'une vaste étendue ; il est donc facile de concevoir que les effets déterminés puissent être considérables. Cette vapeur, au surplus, n'est pas uniquement de l'eau volatilisée. Elle renferme nécessairement tout l'acide carbonique contenu en assez forte proportion dans l'eau du Mont-Dore, et l'on connaît la vive action de ce corps sur nos organes. Peut-être viendra-t-on quelque jour constater en outre dans ces vapeurs la présence de quelques autres matières volatiles, ou de substances entraînées à l'état de division extrême. Mais sur ce point la science en est encore au doute. Sachons attendre.

» Dans les maladies chroniques, la peau, avons-nous dit, este à peu près inerte. Une des voies les plus importantes d'élimination se trouve ainsi close. Les matières qui, dorénavant inutiles ou nuisibles à l'économie, trouvaient de ce côté une issue facile, se rejettent sur les organes internes, et spécialement vers les membranes muqueuses, ces peaux intérieures plus fines, plus délicates, qui remplissent avec activité le double rôle d'absorbants et d'exhalants. De là des congestions sur les divers appareils, digestif, respiratoire, urinaire, etc., congestions dont un des principaux signes est la production de sécrétions muqueuses plus abondantes et plus ou moins modifiées dans leur nature, suivant l'intensité du mal, l'étendue de son siége et l'ancienneté de son origine. Or, dans ces cas, rétablir les fonctions éliminatrices de la peau, c'est faire beaucoup pour la guérison. Ce point importe surtout au Mont-Dore, où la plupart des malades se rendent pour combattre des lésions diverses de l'appareil pulmonaire. On comprend en ce cas toute l'influence d'une atmosphère artificielle chargée de vapeurs qui agissent à la fois par leur haute température, par un travail dérivatif, énergique et à grande surface; enfin, par leur contact direct sur le poumon pénétré jusque dans ses plus intimes replis. L'asthme, la pneumonie chronique, le catarrhe bronchique, l'irritation du pharynx, des amygdales et du larynx, sont puissamment modifiés par ce moyen. C'est un fait acquis, désormais connu de tous, si bien qu'aujourd'hui pas n'est besoin au Mont-Dore de conseiller la vapeur. Il y a plutôt à l'interdire quand elle pourrait devenir nuisible, comme, par exemple, lorsqu'il y a une altération organique du cœur, une tendance aux hémoptysies répétées, etc. Encore ces malades se montrent-ils assez souvent indociles. L'entraînement les gagne. Toute foi compte des fanatiques : la vapeur possède les siens. On le comprend, au reste, en voyant les effets du remède. Combien de guérisons obtenues ne l'eussent jamais été sans lui! Ce qu'on lui doit surtout, ce qui frappe l'observateur impartial, c'est la promptitude des résultats. Sans nul doute, autrefois aussi les eaux guérissaient; mais presque toujours ce rétablissement désiré se faisait attendre. Rarement le voyait-on commencer sur les lieux. Les bons effets étaient lents comme la marche du mal et l'action du remède. Aujourd'hui les choses vont plus vite. Dans beaucoup de cas, pour le catarrhe, l'asthme, le rhumatisme, le soulagement immédiat devient plus fréquent. La vapeur prend donc faveur de plus en plus. On a dit : Sans opium la médecine ne serait plus possible. Le Mont-Dore désormais ne serait plus admis ni compris sans vapeur. Aussi possède-t-il à cette heure un élégant et moderne établissement tout entier consacré aux bains, douches et inhalations de vapeur. Toutes les exigences de ce genre de service y sont prévues et satisfaites. Cette récente création, due à la sollicitude éclairée et bienveillante de l'administration départementale, est pour le Mont-Dore un élément assuré de prospérité. »

Presque immédiatement contigu à l'établissement des vapeurs, s'élève le grand édifice thermal, où naissent et sont utilisées toutes les sources. Commencé en **1817**, il a été achevé dix ans après environ. L'ensemble en est imposant, le style grave, l'apparence un peu lourde peut-être, mais par son austérité même, plus en harmonie avec un paysage et un climat également sévères. Cet édifice a longtemps compté **25** baignoires seulement, savoir : **18** pour les bains tempérés, **7** pour les grands bains ou bains chauds pris au Pavillon, et dans l'eau à sa chaleur native : chaque baignoire se trouvant d'ailleurs pourvue d'une douche avec appareils mobiles, flexibles et de diamètres variables à volonté. Ce nombre de cabinets semblait presque exorbitant à l'époque où commencèrent les premiers travaux. On doutait de l'utiliser jamais, loin d'en prévoir l'insuffisance. Le temps en a autrement décidé. Depuis plusieurs années déjà, une affluence croissante créait de nouveaux besoins. Pour toutes sortes de raisons il devenait indispensable d'augmenter le nombre des cabinets de bains ;

la bienveillance éclairée du préfet actuel du Puy-de-Dôme, M. le comte de Preissac, son amour du bien, ont donné toute satisfaction aux intérêts du Mont-Dore. Dès cette année 1856, le nombre total des cabinets du grand établissement se trouve plus que doublé. C'est une amélioration capitale pour le service; les malades surtout, et c'est le point essentiel, en retireront un notable avantage. Le nombre actuel des cabinets permettra de ne plus commencer les bains dès minuit ou une heure du matin, comme c'était naguère indispensable. Il deviendra plus facile de trouver dans la matinée des baignoires disponibles. Le silence, le repos des nuits rendus aux hôtels, permettront à leurs habitants de prolonger sans trouble un sommeil dont la souffrance enseigne tout le prix; et plus d'un pauvre malade reconnaissant pourra dire avec le poète :

Deus nobis hæc otia fecit.

Les avantages énumérés plus haut ne sont pas les seuls dont l'administration actuelle ait doté le Mont-Dore, déjà si redevable à plusieurs des préfets du Puy-de-Dôme, et naguère encore à l'honorable et digne M. de Crèvecœur, aujourd'hui administrateur de Marseille. Par divers motifs inutiles à développer ici, le système de la ferme vient de remplacer celui de la régie au nom du département. Responsable, intelligente, sans cesse tenue en éveil par le besoin de pourvoir à tout dans les conditions les plus convenables, une administration personnelle et directe est désormais chargée de la gestion matérielle. Bien entendu, complètement en dehors et à part, se maintient la direction médicale dans la même situation qui lui appartenait déjà. La ferme, et telle est sa principale raison d'être, viendra mettre un terme à quelques inconvénients inséparables d'un autre mode de gestion. Détails d'administration matérielle, soins pour l'expédition des eaux, transactions avec les intéressés, tout pourra profiter, il faut le croire, de la ferme remise aux mains d'un homme jeune et actif, qui, tout en avouant ici son désir de bien faire, ose compter d'avance sur les conseils des médecins distingués qui dirigent le service médical. Parmi les avantages que le nouveau régime apporte dès la présente année, il est juste de compter la restauration élégante et complète des salons de l'édifice thermal, et, chose moins agréable peut-être, mais certes bien plus indispensable et plus vivement réclamée, l'installation d'une pharmacie. Cette lacune se faisait chaque jour regretter au milieu d'une population composée à peu près exclusivement de malades.

Ici, comme à bien d'autres eaux, l'usage est de vivre à table d'hôte. Promendes, repas, soirées en commun sont autant d'occasions de se voir et de se connaître. Les relations deviennent ainsi plus faciles. Chacun parle de ses maux, de ses craintes ou de ses espérances. Qui souffre pour sa part, sait écouter et compatir. Ainsi l'on se ligue pour tuer l'ennemi commun, ce temps qui, hélas! nous le rend si bien. On s'aide mutuellement à passer des journées toujours bien longues, lorsque les heures en sont comptées par la douleur présente, ou par le regret des intérêts et des affections qui remplissent ailleurs la vie.

Sans offrir le luxe qu'on trouve à quelques autres eaux, les hôtels du Mont-Dore sont très-convenables. Les prix varient de 6 à 9 fr. par jour, logement et nourriture. Les tables, servies avec profusion, présentent une alimentation saine et variée.

« Le Mont-Dore, dit M. P. Bertrand, n'était qu'un pauvre village lorsque en 1810 ses eaux furent acquises par le département. L'administration du Puy-de-Dôme était alors confiée à un homme de bien par excellence, à un savant distingué, Ramond, le peintre brillant des Pyrénées. Un autre préfet, M. Rigny, obtint en 1817 les premiers fonds de l'État pour l'établissement. Commencés alors, les travaux n'ont pour ainsi dire plus été discontinués. Il y avait tant à faire! Grâces aux fonds alloués par l'État d'abord, plus tard et surtout par le Conseil général, on a fait beaucoup. Dès à présent il est permis de regarder comme complet tout ce qui concerne l'aménagement des eaux et le service médical. Par malheur on ne saurait en dire autant pour les facilités et les agréments de l'habitation. A ce point de vue nous avons à désirer; il faut le reconnaître et y pourvoir. Néanmoins, de ce côté aussi, l'impulsion est donnée. Dans plusieurs directions s'achèvent ou vont s'ouvrir de belles routes et de gracieux sentiers aux rampes doucement inclinées, aux pittoresques parcours. Isolée jadis, et comme inaccessible derrière l'enceinte sourcilleuse de ses monts entassés, la vallée offre maintenant sur divers points des abords faciles. Ces routes sont tout à la fois un embellissement et une véritable richesse pour nos contrées. Qu'un rayon de soleil éclaire la vallée, aussitôt de la grande place du village s'élancent des essaims de promeneurs. Par un ciel pur et bleu, c'est merveille de voir ces longues files bariolées se déroulant sur les pentes des montagnes, comme un arc-en-ciel aux vives couleurs. On monte pour ces excursions de petits chevaux des Landes. Les habitants du village, au retour de leur émigration annuelle, amènent un certain nombre de ces utiles animaux, doux et sobres autant que vigoureux. Les buts de promenade ne manquent pas : la jolie *cascade du Quereilh*, le *rocher du Capucin*, ses noires forêts aux sapins séculaires tout chargés de blanches mousses; les sombres *gorges d'Enfer*, dont les arêtes déchiquetées se dressent menaçantes sur les tapis neigeux déroulés à leur base ; l'agreste et solitaire *vallée de la Cour*, asile où la flore de nos montagnes étale ses plus brillantes parures. Tantôt c'est un pèlerinage à la charmante *cascade de la Vernière* dont la nymphe se cache mystérieuse et coquette au fond du réduit le plus frais ; tantôt une ascension au *pic de Sancy*, le sommet le plus élevé de l'intérieur de la France, et d'où l'œil se perd dans les vaporeuses profondeurs d'un horizon sans limites. Quand le soleil promet une belle journée, espoir plus d'une fois déçu, on tente des excursions plus lointaines : par exemple, le *lac Pavin*, immense réservoir exactement circulaire, dont la nappe d'eau d'une incomparable limpidité mesure 91 mètres de profondeur, et repose dans l'excavation d'un ancien cratère ; le *château de Murols*, vieux manoir féodal qui captive l'œil par le caractère imposant de ses ruines, leur situation pittoresque et la délicieuse perspective dont on jouit sur la plate-forme du donjon encore intact. Surtout on ne quitte guère nos montagnes sans avoir visité la riante *vallée de Chambon*, son beau lac, pur et calme miroir où, sous le souffle capricieux de la brise, se répètent confuses et tremblante les images des fraîches prairies, des forêts et des sommités aériennes qui forment le cadre grandiose de cet élégant paysage.

» Mais, de toutes ces excursions, celle qui, sans contredit, éveille les impressions les plus vives, c'est l'ascension au *puy Ferrand*. De la s'ouvre, dans toutes les directions, une perspective que nulle parole ne saurait peindre. Merveilleux tableaux, formes imposantes et sublimes, harmonieux et éclatant coloris dont la nature se réserve le secret ! ...

» A quelle époque remontent la découverte des eaux du Mont-Dore et leur emploi en médecine ? Ces deux questions sont également insolubles. L'usage de ces eaux date certainement de la plus haute antiquité, comme le prouvent les ruines de plusieurs établissements décombrés lors des fouilles pratiquées pour les constructions actuelles. Ces anciens thermes portent l'empreinte d'origines diverses, et l'on n'en trouve pas moins de quatre générations successives. C'est d'abord la chétive construction démolie en 1817 pour faire place aux édifices actuels. Cette masure abritait à peine sous un toit de chaume quelques mauvaises baignoires. Immédiatement au-dessous ont été exhumés les restes d'un établissement plus important. Sa date, son histoire, l'époque et les causes de sa destruction sont complétement ignorées. La présence, parmi les ruines, de bois charbonnés, de gros blocs trachytiques évidemment précipités des crêtes de l'Angle, donneraient à présumer que l'édifice a péri par l'incendie ou sous quelque terrible éboulement, peut-être par ces deux causes réunies.

» Sous ces débris, et plus profondément enfouis, se présentent à leur tour les thermes romains. Ici le nombre, l'étendue des constructions, leur solidité, leur élégance, tout porte l'empreinte du peuple-roi; tout indique l'œuvre des conquérants dont le génie civilisateur sut implanter, au sein de la Gaule soumise par leurs armes, les institutions et les rits de Rome. Monnaies, colonnes, mosaïques, bains, piscine, temple antique, tout annonce l'origine comme l'importance des thermes romains du Mont-Dore.

» Mais voici qui est plus curieux. Sous l'édifice romain lui-même, servant de support à son mur de façade, les fouilles modernes ont mis à découvert une masse rocheuse d'un gris foncé, nuancé de jaune et de rouge. Ce bloc avait $4^{m},7$ de long, $3^{m},2$ de large, sur $1^{m},2$ environ de hauteur. Il fut brisé et enlevé par portions, afin de recueillir une source volumineuse qui s'échappait entre sa face inférieure et le sol. Résultat bien inattendu, ce travail mit à découvert une piscine quadrangulaire, assez spacieuse pour recevoir une vingtaine de baigneurs, construite en madriers de sapins, équarris et conservés sans la moindre altération. Les Romains, dont l'édifice était fondé sur la masse rocheuse renfermant ce bain antique, masse par aux laissée complètement intacte, avaient évidemment ignoré l'existence de cette piscine, qu'on a eu le regret de ne pouvoir conserver dans son entier. Son plancher seul est resté en place, et, comme autrefois, il sert de support au mur de façade du monument actuel. L'enveloppe rocheuse elle-même était exclusivement composée d'un dépôt calcaire et siliceux abandonné par les eaux.

Or, si à défaut de toute autre donnée sur l'âge de la piscine on cherche à le déduire du temps présumé nécessaire pour former la masse déposée; si l'on essaie de calculer ce temps par la lenteur des sédiments actuels, on arrive forcément à conclure que quinze à vingt siècles n'ont pas été de trop pour cette œuvre, accomplie déjà à l'époque des constructions romaines. Le front s'incline rêveur devant ce débris des anciens jours. Voix ranimée pour une heure d'un monde perdu dans le néant, il apporte jusqu'à nous quelques mots de l'histoire de nos devanciers. Eux aussi avaient pris leur part des travaux et des douleurs de l'humanité. Cet écho lointain des vieux âges doit-il se réveiller une fois encore pour parler aux générations qui nous auront remplacés ?...

BROSSON,
Concessionnaire de l'établissement thermal du Mont-Dore.

Clermont, typ. HUBLER.

www.ingramcontent.com/pod-product-compliance
Ingram Content Group UK Ltd.
Pitfield, Milton Keynes, MK11 3LW, UK
UKHW022146260726
13993UKWH00005B/2198

9 782329 151465